CONTRIBUTION A L'ÉTUDE

DU

DÉLIRE INTERMITTENT

Considéré comme Entité morbide

PAR LE DOCTEUR

E.-A. DURANTÉT

INTERNE DE L'ASILE DE DIJON

ANCIEN EXTERNE DES HÔPITAUX DE LYON (concours de 1878)

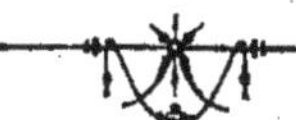

LYON

IMPRIMERIE A. WALTENER ET Cⁱᵉ

14, rue Belle-Cordière, 14

1883

CONTRIBUTION A L'ÉTUDE DU DÉLIRE INTERMITTENT

Considéré comme Entité morbide

CONTRIBUTION A L'ÉTUDE

DU

DÉLIRE INTERMITTENT

Considéré comme Entité morbide

PAR LE DOCTEUR

E.-A. DURANTÉT

INTERNE DE L'ASILE DE DIJON

ANCIEN EXTERNE DES HÔPITAUX DE LYON (concours de 1878)

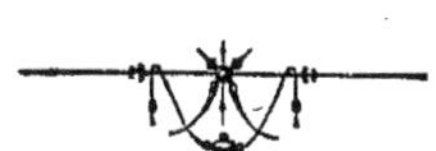

LYON

IMPRIMERIE A. WALTENER ET Cⁱᵉ

14, rue Belle-Cordière, 14

—

1883

A MON PÈRE ET A MA MÈRE

A MON FRÈRE

A MES SŒURS

A MES PARENTS

A TOUS MES AMIS

A M. LE Dr TAGUET

Chargé de Cours à la Faculté de Bordeaux

A MON PRÉSIDENT DE THÈSE

M. LE PROFESSEUR PIERRET

A M. LE Dr MARANDON DE MONTYEL

Médecin en chef de lAsile de Dijon

A M. LE Dr BELLE

Médecin adjoint de l'Asile de Dijon

A TOUS MES MAITRES DANS LES HOPITAUX

INTRODUCTION

———

« Il est difficile de comprendre, dit M. Cotard (*Dict. de Dechambre*, art. Folie), pourquoi la folie intermittente n'a pas été généralement admise comme une espèce morbide distincte, tandis que, la folie circulaire a été reconnue comme telle par la plupart des pathologistes. Le début brusque de l'accès, sa marche continue, sa terminaison rapide, l'analogie des accès successifs, le caractère fréquemment héréditaire de la maladie, constituent incontestablement un ensemble de signes spéciaux suffisants pour que la folie intermittente ait sa place à côté de la folie circulaire dans le cadre nosologique. »

Pendant notre internat dans le service de M. le Dr Taguet, à l'asile de Dijon, il nous a été donné de recueillir quelques observations de délire intermittent. Lui-même, a publié récemment dans les *Annales médico-psychologiques* (Mars 1882), un mémoire sur ce sujet. C'est là, et dans les conseils de cet aliéniste distingué que nous avons trouvé les points de repère de ce modeste travail inaugural.

L'objet de cette étude, que nous diviserons en quatre chapitres, est de chercher à faire ressortir :

CHAPITRE I. — Que dans diverses formes de folie il y a des remittences, des rémissions ; mais pas d'intermittence proprement dite.

CHAPITRE II. — Que le délire intermittent pourrait être considéré comme une variété d'aliénation mentale, une entité morbide spéciale.

CHAPITRE III. — Qu'il est possible d'établir un diagnostic différentiel, et de le distinguer des affections qui s'en rapprochent le plus par leur étiologie, leur symptomatologie, leur marche et leur durée.

CHAPITRE IV. — Que les intermittences de cette affection peuvent donner lieu à quelques considérations particulières au point du vue médico-légal.

Si nous n'atteignons pas le but que nous nous proposons, nos Maîtres voudront bien avoir égard au travail plutôt qu'au résultat : nous n'avons point ménagé nos efforts et nous savons que c'est un titre à leur indulgence.

Que M. le professeur Pierret, qui a bien voulu accepter la présidence de cette thèse, reçoive ici l'hommage de notre profond respect et de notre vive gratitude.

Nous prions M. le Dr Taguet, notre premier maître dans les asiles, d'agréer tous nos remerciements pour sa bienveillance inépuisable à notre égard, pour les conseils qu'il nous a prodigués, et aussi pour les observations qu'il a mises à notre disposition.

CHAPITRE I

Rémittences, rémissions dans diverses formes de folie.

L'intermittence, que l'on considère souvent comme un mode d'évolution, une marche susceptible d'être suivie par plusieurs variétés d'aliénation, caractérise surtout une affection de nature héréditaire que nous étudierons plus loin ; elle n'existe pas, tout au moins avec des caractères bien tranchés, dans les formes de folie que nous allons brièvement passer en revue.

1º *Manie aiguë*. — La manie aiguë est, de toutes les affections mentales, celle qui accorde les armistices les plus longs : aussi, quelques auteurs ont-ils considéré l'intermittence comme un de ses caractères principaux.

Les accès tantôt réguliers, tantôt irréguliers peuvent être séparés par des intervalles très variables.

« Lorsqu'un individu, dit Billod (1), reste plusieurs années sans donner le moindre signe d'aliénation, l'accès, quand il éclate, doit être en quelque sorte considéré comme une rechute, et sa terminaison a tout-à-fait le caractère d'une guérison, pendant la durée de laquelle la séquestration et l'isolement pourraient jusqu'à un certain point cesser d'être nécessaires. »

Quant aux intervalles plus ou moins lucides qui se présentent si fréquemment dans la manie aiguë, doit-on les regarder comme des intermittences ? L'agitation excessive à certaines heures de la journée, fait place à d'autres heures à un calme relatif ; à une excitation violente où tous les organes sont en jeu, succèdera fatalement un état de dépression consécutif. La manifestation extérieure de la maladie cesse, mais les discours prouvent qu'elle existe encore. « C'est un orage, dit Guislain (2), qu'on entend gronder dans le lointain, c'est un cratère dont on entend la lave en ébulition. »

A côté de cette rémission toute physique, il en existe une autre que nous appellerons morale ; elle se produit chaque fois que l'attention du malade est vivement surexcitée : tel malade cessera momentanément de délirer lorsqu'il sera soumis à l'examen du médecin, à l'interrogatoire du magistrat ; les émotions vives peuvent produire un résultat analogue lorsque les sentiments affectifs ne sont pas

(1) BILLOD. *Annales médico-psychologiques.* (Juillet 1852.)
(2) GUISLAIN. *Leçons sur les phrénopathies.* Tome II, page 256.

complètement lésés. Le délire reparaît aussitôt que l'attention n'est plus soutenue, que la diversion qui s'est produite vient à faire défaut.

On constate souvent dans la manie aiguë à la période de déclin des alternatives de calme et d'agitation. Ces intermittences ont d'habitude une marche irrégulière, vont et viennent sans fixité et ne contractent que très rarement une périodicité quelque peu régulière. On remarque d'abord des rémissions, puis de légères intermittences et enfin des intervalles lucides plus ou moins prolongés.

Doit-on admettre ici une série de guérisons momentanées suivies à la longue d'une guérison définitive ? N'est-ce pas plutôt une rémission somatique qui tend à se généraliser à mesure que l'équilibre intellectuel se rétablit : peu à peu l'intensité du délire s'apaise, les traces de troubles dans les sentiments et dans les actes disparaissent. L'observation des faits apprend que presque toujours le retour à la raison s'effectue de la sorte.

2° *Monomanie.* — S'il est une forme d'aliénation mentale, dans le cours de laquelle on puisse observer des intervalles pendant lesquels le délire cesse de se traduire, c'est bien dans la monomanie.

Il est incontestable que l'existence d'une ou plusieurs idées fixes est compatible avec une certaine intégrité de l'intelligence. Les facultés intellectuelles n'étant que partiellement atteintes, les malades auront assez d'empire sur eux-mêmes pour faire taire momentanément leurs conceptions délirantes. « Je me souviendrai toujours, dit Billod (1), de l'étonnement qu'éprouvaient plusieurs personnes à la table des médecins d'une maison de santé des environs de Paris, en apprenant que parmi les convives se trouvaient plusieurs aliénés. »

Ces intervalles de lucidité plus apparente que réelle ne sont pas inhérents à la marche de la maladie ; ils sont un produit de la circonstance durant de sa durée, s'évanouissant avec elle, un simple effet disparaissant avec sa cause. Il sera presque toujours facile, du reste, de voir reparaître le délire en replaçant le malade en face de son idée fausse.

3° *Manie raisonnante.* — Les malades atteints de cette affection raisonnent logiquement dans le cercle étroit de certaines données ; suivant l'intérêt qu'ils croiront y trouver, on les verra argumenter de telle ou telle manière : Si on admet leurs prémices, on sera conduit à accepter les conséquences qu'ils en déduiront. La confusion, dans ce cas, de la raison et du raisonnement, deux termes parfaitement distincts, peut entraîner dans les erreurs les plus regrettables.

L'antagonisme presque constant du délire des actes et du délire des paroles, une décadence morale profonde, des troubles de la sensibilité générale survenant au milieu de l'état de santé le plus florissant en apparence, font une des bases fondamentales de cette variété de délire et démontrent suffisamment que l'orage n'est pas conjuré, et que l'on a pu prendre pour une intermittence ce qui n'était que son ombre :

____

(1) BILLOD. *Les maladies mentales et nerveuses.* Tome I, page 286.

Sous l'influence de la cause la plus légère, du trouble physique ou moral le plus accidentel, on verra ces malades devenir le jouet des passions les plus coupables et les plus honteuses.

On sait combien sont fréquentes dans la manie raisonnante les congestions cérébrales ; c'est à cet état congestif qu'il faut rapporter ces impulsions violentes et irrésistibles auxquelles ces malades sont exposés, et qui sont suivies d'une période de calme plus ou moins complète. C'est une intermittence de mauvais aloi ; l'affection est à l'état latent, son retour est subordonné à la circonstance la plus légère, la plus inattendue.

Des faits prouvent que le libre arbitre, qu'on accorde quelquefois trop libéralement à ces malades pendant les intervalles soi-disant lucides, est bien aléatoire.

En dehors de ces états congestifs accidentels, la manie raisonnante se présente assez souvent sous forme d'accès, de crises qui surviennent d'une manière périodique et presque régulière. Il est facile de constater que pendant les intervalles, les facultés intellectuelles ne recouvrent que partiellement leur intégrité.

4° *Manie chronique.* — Après avoir subi quelques modifications, la manie aiguë peut rester stationnaire, ou bien passer à l'état chronique.

Le caractère propre de la manie chronique exclut toute intermittence. « De quelque manière que l'on agisse sur l'esprit du malade, dit M. Dagonet (1),

____

(1) DAGONET. *Nouveau traité des maladies mentales.* Page 195.

quelque forte que soit l'impression, et c'est là un caractère essentiel, il n'est pas possible désormais
d'obtenir ce résultat remarquable que nous avons
constaté dans la manie aiguë, et qui consiste à fixer
momentanément par une vive impression l'attention
de l'individu, à le ramener à un sentiment de lui-
même, et à lui rendre pour un moment la raison. »
Le réveil des facultés intellectuelles reste toujours
imparfait, l'activité est émoussée, les sentiments affectifs sont lésés, la physionomie ne reflète plus que
d'une manière imparfaite les manifestations intimes
de l'âme.

Est-ce à dire pour cela, que la marche de la manie
chronique soit nécessairement continue ou stationnaire ? Comme la manie aiguë, la manie chronique
présente des alternatives très nombreuses de calme
relatif et d'excitation maniaque ; leur durée se présente
parfois avec une certaine régularité, c'est peut-être
ce qui a fait admettre des intermittences dans cette
affection, alors qu'on avait à faire uniquement à une
rémission limitée à quelques symptômes.

5o *Lypémanie*. Bien que plus commun dans la lypémanie que dans la manie, l'état stationnaire de l'affection doit être considéré néanmoins comme rare.

Les variétés qui sont caractérisées extérieurement
par les symptômes les plus graves, présentent les rémissions les plus complètes en apparence. On voit
chaque jour, des malades plongés dans un état de
prostration des plus profonds — s'isoler, refuser de
répondre, de manger, devenir malpropres, vivre
en un mot de la vie végétative la plus complète, et

cependant, sortir comme par enchantement de cette apathie, renaître pour un temps plus ou moins long à la vie physique et intellectuelle, pour retomber dans le même état sans qu'il se soit produit une crise, sans que rien ne vienne expliquer le plus souvent cette métamorphose si subite.

Les fausses intermittences que nous avons signalées comme se produisant au déclin de la manie aiguë, se retrouvent ici avec les mêmes caractères d'instabilité.

C'est principalement dans la lypémanie à forme hypocondriaque, que les rémittences ou les rémissions peuvent en imposer pour des intermittences; comme les malades atteints de manie raisonnante, certains hypocondriaques justifient les faits dont ils se plaignent et donnent à leurs arguments toutes les apparences de la raison. Il en est parmi eux qui, ayant conscience de l'opposition que rencontrent leurs idées délirantes, arrivent à en faire justice avec une gaîté de cœur mal dissimulée.

Cette rémission, chez des malades atteints d'idées de suicide, n'est le plus souvent que l'indice d'une catastrophe; on les voit se débarrasser de la vie, alors que l'on commençait à croire à une guérison.

6° *Alcoolisme*. — Morel a constaté dans le cours de l'alcoolisme, le retour de phénomènes cérébraux qui avaient cessé une première fois. Le cerveau persévère alors, par une sorte d'habitude pathologique, dans l'état anormal qu'on a souvent provoqué. Nous n'avons pas besoin de nous arrêter longtemps sur la valeur de ces intermittences, qui n'ont aucun caractère de stabilité, et qui sont soumises au moindre trouble qui vient détruire un équilibre cérébral mal assis.

7º *Paralysie générale.* — Les rémissions constituent un symptôme des plus communs dans la paralysie générale. Mais il ne faut point oublier, dit Marcé (1), « que, même dans les cas les plus heureux, l'intelligence ne revient presque jamais à son intégrité première et conserve des nuances qui acquièrent aux yeux des médecins une importance toute spéciale. »

Si complètes que puissent être les rémissions, elles ne sauraient revêtir les caractères de l'intermittence.

8º *Démence.* — Alors même que la maladie se présente avec le triste cortège des altérations de l'ordre intellectuel, moral et physique qui constitue la période *ultime* et presque fatale de tout délire, la démence, on constate encore des lueurs d'intelligence qui ne répandent plus qu'un jour douteux, et excluent par conséquent toute intermittence qui comporte l'intégrité absolue des facultés intellectuelles.

Cet éclair de raison, quand il existe, reconnaît pour cause le plus souvent une violente commotion soit physique, soit morale ; il durera aussi longtemps que l'effet de la sensation, c'est-à-dire, pendant que le malade reste le maître de diriger et de soutenir son attention. Des congestions accidentelles passagères ont parfois la propriété de déterminer un résultat analogue.

____

(1) MARCÉ. *Traité des maladies mentales,* page 442.

En résumé, nous trouvons dans les différentes formes d'aliénation mentale que nous venons d'esquisser à grands traits des rémittences, des rémissions plus ou moins complètes, des intervalles lucides plus apparents que réels qui sont provoqués par une cause physique ou morale, mais tout se borne là. L'intermittence, avec les caractères que nous lui reconnaissons, appartient exclusivement à l'affection mentale que nous allons décrire, et en constitue l'élément fondamental.

CHAPITRE II

Délire intermittent.

L'intermittence, dit M. Taguet (1), n'est pas un état intermédiaire reliant la raison à la folie, c'est l'intervalle compris entre deux accès, pendant lequel le malade jouit de l'intégrité de ses facultés intellectuelles, aussi absolue qu'elle peut l'être chez une nature que son organisme expose à un danger constant, aussi bien que le malade atteint de fièvre intermittente jouit de la santé, après la disparition de son accès. »

L'étude du délire intermittent que nous allons faire, les observations que nous y joindrons, montreront que les intermittences de cette affection sont nettement caractérisées dans les quelques lignes qui viennent d'être citées.

(1) Taguet. *Annales medico-psychologiques.* (Mars 1882.)

Ce chapitre comprendra l'étude du délire intermittent essentiel et du délire intermittent sympathique.

§ I. — DÉLIRE INTERMITTENT ESSENTIEL

Le délire intermittent essentiel est une affection chronique, héréditaire, présentant : 1º un
caractère d'identité dans les manifestations des
crises, quel qu'en soit le nombre chez le même
individu ; 2º des intermittences périodiques pendant lesquelles le malade, bien que toujours sous
l'influence héréditaire, recouvre l'intégrité de ses
facultés intellectuelles.

Etiologie. — L'hérédité directe ou de transformation, joue un rôle capital dans l'étiologie de cette
affection. Les autres causes, à quelque ordre qu'elles
appartiennent, ne prennent une certaine importance
que dans le délire intermittent sympathique et ne
sont que secondaires, occasionnelles.

On le voit, le délire intermittent essentiel s'éloigne
de la manie aiguë au point de vue étiologique. Les
causes de celle-ci peuvent être, en effet, physiques
ou morales ; les premières comprennent toutes celles
qui portent un désordre direct sur le jeu régulier de
nos organes, troublent la circulation ou l'innervation;
les secondes embrassent toutes les passions qui viennent jeter une perturbation sur nos sensations et nos
sentiments.

Symptomatologie. — La prédominance du tempérament nerveux propre aux individus placés sous une influence héréditaire, se fait jour de bonne heure chez les malades atteints de délire intermittent. Ils éprouvent des troubles singuliers dans leurs fonctions nerveuses, ils sont irritables à l'excès, présentent une grande mobilité de caractère. « Quelques-uns de ces êtres névropathiques se signalent, dit Morel (1), par un dégout presque insurmontable de l'existence, par la persistànce fatigante de certaines idées fixes. » Comme les hystériques et certains épileptiques, dit l'auteur du mémoire que nous avons cité, les malades sont avertis du danger par une sorte d'*aura* : c'est, au physique, une douleur précordiale, une sensation de fatigue extrême, de brisement comme au début d'une affection organique grave ; au moral, c'est un état de tristesse et de langueur que rien ne dissipe ; le malade en a conscience et il combat pas à pas le délire qui l'envahit, jusqu'à ce qu'il succombe dans cette lutte inégale. » Il n'est pas très rare de voir les malades pressentir tellement bien le retour des crises qu'ils réclament eux-mêmes l'isolement.

Broussais (2) a cité l'observation d'une dame qui, depuis trente années, avait un accès annuel de folie d'une durée de trois à quatre mois. Elle en pressentait le retour et se rendait d'elle-même dans une maison de santé.

Lorsqu'on a été témoin de la période prodromique d'une crise chez un malade atteint de délire intermittent, on voit aux crises suivantes, les mêmes

(1) Morel. *Traité des maladies mentales*, page 479.
(2) *De l'irritation et de la folie.*

phases se reproduire presque invariablement et avec une extrême régularité. Tantôt l'activité est émoussée, tantôt au contraire exagérée. L'un, va et vient, est animé d'un mouvement perpétuel; l'autre, est dans une somnolence et une torpeur qu'il ne peut secouer. Ces symptômes, en un mot, varient suivant les individus, mais sont identiques à chaque crise chez le même malade. Les premiers accès sont de courte durée, nécessitent rarement l'isolement; les malades en ont conscience et réagissent contre eux de toutes leurs forces. Une fois les crises constituées complètement, elles présentent des particularités que nous allons décrire : Chaque crise présente invariablement les symptômes de celle qui l'a précédée, et sous ce rapport, il y a un caractère d'identité; mais, des manifestations extérieures nouvelles peuvent s'a-jouter à chaque accès et se reproduire à l'accès suivant. On le voit, plus la maladie s'éloignera de son début, plus les crises seront compliquées, car elles seront le résumé des manifestations de toutes celles qui ont eu lieu antérieurement. Hâtons-nous de dire que les intermittences n'en présenteront pas moins, pendant toute la maladie, les caractères que nous avons signalés plus haut.

Dans la période, même la plus aiguë, d'une crise de délire intermittent, l'intelligence et le libre arbitre ne sont pas complètement abolis; mais les malades sont impuissants à se maîtriser; aux meilleures intentions, correspondent parfois les actes les plus regrettables : Un malade demande poliment à entretenir le médecin qui lui donne des soins, et l'insulte dès qu'il se trouve près de lui ; quelques instants après, il fera souvent les excuses les plus respectueuses, qui pourront être suivies à bref délai, des paroles les plus injurieuses.

Souvent les individus atteints de cette affection fatiguent les médecins et les personnes qui les entourent par des réclamations déplacées ; mais, ils paraissent se rendre, au moins momentanément, à l'évidence du motif du refus qu'on leur oppose.

Les idées de grandeur et de satisfaction ne sont pas rares dans le délire intermittent, nous en trouverons des exemples dans plusieurs de nos observations.

Si maintenant, on examine ce qui se passe dans la période aiguë de la manie, on trouvera de notables différences au point de vue symptomatologique. Dans la manie, l'accès éclate brusquement ou est précédé d'une période d'incubation excessivement restreinte ; dans le délire intermittent, il s'organise lentement. Dans la première, le suicide lorsqu'il se présente est accidentel et inconscient, il appartient à la période aiguë de l'affection ; dans le second, au contraire, il est conscient. L'idée de suicide est, nous l'avons vu, un phénomène fréquent de la période prodromique du délire intermittent.

Dans la manie, rien de fixe dans les manifestations de la période aiguë : dans le délire intermittent, la crise présente les phases, le *modus* des accès antérieurs.

Diagnostic différentiel. — Nous nous efforçons, chemin faisant, d'établir le diagnostic différentiel de la manie et du délire intermittent ; pour d'autres

formes d'aliénation (folie circulaire, manie hystérique, folie impulsive, épilepsie larvée) qui se rapprochent de l'affection que nous étudions par plusieurs
points, nous chercherons plus loin à montrer en quoi
elles en diffèrent : Ce sera le sujet du chapitre III.

Durée. — La durée des accès de délire intermittent est variable suivant les individus, mais le plus
souvent elle est courte relativement à la durée de la
manie. Elle dépasse rarement deux mois et ne se
prolonge parfois que quelques jours. Dans la manie,
au contraire, la durée moyenne de la crise est de un
à trois mois. « On a vu, dit Esquirol (1), des accès
ne durer que vingt-quatre heures, quelques jours,
quelques semaines, mais alors on doit craindre un
nouvel accès plus ou moins prochain. » C'est la durée
limitée du délire intermittent, la marche rapide de
l'affection vers l'intervalle séparant deux accès, qui
expliquent pourquoi on ne rencontre pas ici, si ce
n'est d'une manière exceptionnelle, les altérations du
visage et de la peau, l'anémie, l'amaigrissement qui
appartiennent à certaines formes d'aliénation et surtout à la manie aiguë.

Marche et terminaison. — Avant d'arriver à une
guérison définitive la manie subit, nous l'avons vu plus
haut, des alternatives de calme et d'excitation, puis
des rémissions plus ou moins complètes; ce sont, si
on veut, des phénomènes critiques sans lesquels il ne
saurait y avoir de guérison bien solide. La terminaison d'un accès dans le délire intermittent se fait

(1.) Esquirol. *Les maladies mentales*. Tome II, page 168.

sans orages, par l'affaiblissement insensible des symptômes physiques et des troubles psychiques. La phase de retour vers le calme et les idées saines suit une marche inverse de celle du début de l'accès.

Après avoir subi quelques modifications somatiques, la manie peut rester stationnaire, passer à l'état chronique ou se terminer directement par la démence consécutive : le délire intermittent, malgré les désordres graves de chaque accès, conserve le plus souvent son caractère propre. Nous citerons plus loin l'observation résumée d'une malade qui a présenté, pendant quarante ans, des accès de délire intermittent se produisant tous les trois, tous les six jours, sans que les facultés intellectuelles aient été lésées d'une manière sensible, sans que l'affection ait changé de nature.

Pronostic. — La manie aiguë cède généralement après quelques jours, quelques semaines, quelques mois de traitement. La guérison ne devient douteuse et incertaine que dans le cas où l'affection récidive. Le délire intermittent, au contraire, est à peu près incurable ; on aura fait beaucoup lorsqu'on sera arrivé à enrayer la maladie, à retarder les accès. Aussi, est-ce à bon droit que les médecins allemands assimilent le pronostic du délire intermittent auquel ils donnent le nom d'épilepsie psychique, à celui de l'épilepsie proprement dite. « De tous les types d'aliénation avec intervalles lucides, dit Guislain (1), celui qui présente le moins de chance de cu-

(1) GUISLAIN. *Op. cit.* Tome II, page 259.

rabilité, c'est le type périodique à longs intervalles. Il offre une certaine analogie avec le retour des accès épileptiques. On voit rarement se dissiper les aliénations dont les retours ont lieu tous les trois mois, tous les six mois, tous les ans. » D'autre part, il est facile de constater que, si l'on fait abstraction des chances de suicide et des accidents sérieux qui peuvent se produire pendant les crises, les conditions de longévité de l'aliéné intermittent ne sont pas sensiblement modifiées par le fait de sa maladie mentale.

OBSERVATION I

B... Pierre, 54 ans, entre à l'asile au mois de décembre 1881.

Deux des oncles paternels du malade qui fait l'objet de notre observation ont été traités et sont morts dans des maisons de santé ; un troisième n'a rien présenté d'anormal non plus que le père de B... qui est mort à un âge avancé.

Rien n'est à noter dans la jeunesse de B... si ce n'est quelques bizarreries de caractère et des maux de tête fréquents. Il fit ses études dans un collège et se disposait à entrer dans une école militaire lorsqu'il se blessa grièvement à la main : il dut diriger ses vues d'un autre côté et occupa successivement différents postes dans les contributions.

Plus tard il se maria ; ne fut pas très heureux en ménage et eut deux enfants ; un fils, qui occupe une position honorable dans une carrière libérale, et une fille qui serait atteinte, nous a t-on dit, par l'influence héréditaire.

En 1876, B... éprouva un vif chagrin causé par la mort de son père ; il fut, d'autre part, très contrarié de n'avoir pu obtenir un changement de poste qu'il sollicitait depuis long-temps.

A partir de cette époque, B... se plaignit d'une somnolence et d'une torpeur qu'il ne pouvait surmonter ; bientôt on s'aperçut de quelques inexactitudes dans les fonctions publiques qu'il remplissait. Les digestions étaient pénibles, il s'endormait à table, éprouvait des troubles singuliers dans la sensibilité ; on crut qu'il allait devenir hypocondriaque. Il lutta, contre le mal qui l'envahissait, mais inutilement, et en 1879 on dut liquider sa pension de retraite quoiqu'il n'eut pas encore atteint l'âge exigé.

Cette même année éclata le premier accès. Pendant les six semaines qui le précédèrent, B... faisait de nombreux voyages : ayant appris qu'un établissement thermal était à vendre, il voulait s'en rendre acquéreur et l'exploiter. L'excitation d'abord à peine appréciable, devint bientôt très intense, nous dit-on, elle fut de coure durée et B.., après quelques jours, put continuer à s'occuper de ses intérêts ; il renonça à tous les projets conçus pendant la période prodromique de son accès.

Pendant deux années, B... eut plusieurs périodes d'agitation moins violentes que la première. Dans l'intervalle, il s'occupa des démarches à faire pour retirer son cautionnement et régulariser sa situation.

En 1881, au mois de décembre (après avoir fourni une longue route à pied, vêtu d'un simple habit de chasse malgré la rigueur de la saison), il arriva un soir dans une auberge, brisa les vitres, et insulta grossièrement les personnes qui l'approchaient. Il dut être maintenu jusqu'au lendemain, et sa famille prévenue le fit conduire à l'asile de Dijon, où il entra dans un état d'agitation excessive.

A son arrivée, on constate le plus grand désordre dans les actes, de l'incohérence dans les paroles ; B... se met dans un état voisin de la nudité, tient des propos orduriers, brise ou déchire tout ce qui lui tombe sous la main. Le visage est congestionné, l'œil animé.

Huit jours après l'agitation diminue; B... veut se traiter lui-même, il sait ce qui lui convient; il est loquace, adresse des réclamations futiles; mais déja, il répond d'une manière convenable aux questions qu'on lui fait.

Quinze jours après son entrée à l'asile (fin décembre 1881), la période de lucidité est commencée, le malade se rend un compte exact de sa situation, se rappelle tout ce qui s'est passé et se sent en pleine possession de ses facultés intellectuelles.

22 janvier 1882. — B... ne dort pas, les traits du visage sont tirés et indiquent la fatigue. Malgré tous ses efforts il ne peut pas réagir contre le délire qui ne va pas tarder d'éclater; il va et vient, semble préoccupé; ses mouvements sont brusques et saccadés. Il demande un bain, qu'on lui prescrit, et se tait aussitôt de peur de trop parler et de laisser apercevoir le trouble intellectuel qu'il s'efforce de refouler. La lutte ne pouvait durer longtemps.

30 janvier 1882. — Période d'excitation qui exige, comme la première fois, la mise en cellule. B... se dépouille de ses vêtements, déchire sa literie, crie, chante, mâche du tabac, prononce des paroles obscènes. Insomnie, contre laquelle les opiacés ont peu de prise. Cette période dure douze jours.

11 février 1882. — B... est redevenu d'une politesse exquise, d'une lucidité parfaite; il retourne dans son quartier, demande à être traité pendant quelque temps encore afin que sa guérison soit bien stable.

Nous ne partagions point ses espérances; bientôt, en effet, éclatait un nouvel accès.

5 mars 1882. — Période d'excitation précédée des mêmes prodromes que les précédentes; mêmes manifestations pendant la crise (Etat de nudité presque complète, paroles grossières et lubriques); mais, un symptôme nouveau est venu

s'ajouter pendant cet accès à ceux que nous venons de mentionner. B... croit qu'un serpent a été placé dans sa cellule: (C'est un dragon aux vives couleurs, dit-il, il a 0,20 cent. à peu près de longueur, il est entouré d'une raie brillante qui forme des anneaux autour de son corps ; un orifice ovalaire lui donne issue à travers le parquet, c'est là qu'il l'a aperçu pour la première fois.)

23 mars 1882.— Période de calme complet. B... a demandé à s'occuper un peu au jardin ; il raisonne parfaitement et espère pouvoir bientôt rentrer chez lui.

28 avril 1882.— Accès de délire coïncidant avec la visite de son fils. Cette période dure quinze jours et ne diffère point sensiblement des autres ; mêmes symptômes principaux. (Etat de nudité, etc., etc. ; le dragon a été mis dans sa literie ; il la déchire complètement afin de chercher à s'en débarrasser).

12 mai 1882.— B... redevient calme et poli ; répond correctement aux questions qu'on lui adresse : les facultés intellectuelles ne paraissent nullement lésées, la mémoire est excellente.

6 juin 1882.— Excitation très intense ; les vêtements de B... sont en lambeaux, propos orduriers, le serpent ne s'attaque pas seulement à lui, il suce le sang d'un autre malade qu'il nous désigne.

21 juin 1882.— Intermittence. Cette période parut se prolonger, un accès passa presque inaperçu ; B... présenta un peu de loquacité, de l'insomnie, mais l'excitation fut très faible. Le malade prenait à ce moment des bains tièdes prolongés presque tous les jours. Sa famille voulait tenter une sortie ; mais un nouvel accès éclata et ses parents durent le laisser à l'asile.

30 juillet 1882.— Excitation suivie d'une intermittence. Mêmes symptômes pendant l'accès. Même retour des facultés ntellectuelles pendant l'intermittence.

Les accès et les intermittences se sont produits régulièrement jusqu'à ce jour ; rien de particulier n'est à noter. Le traitement auquel nous avons attribué une influence probable pour l'avortement de l'accès de juillet, est resté sans résultat pour les crises suivantes.

OBSERVATION II

R... François fait partie d'une famille nombreuse (onze enfants) : son père mourut à 65 ans d'une affection de poitrine, sa mère succomba d'épuisement à 40 ans.

Plusieurs des frères et sœurs de R... sont morts en bas âge (un mort-né). Presque tous ceux qui restent sont d'un tempérament très sanguin et sujets aux congestions : l'un, a dû à son courage d'arriver au grade de capitaine ; un autre, engagé comme remplaçant, a été tué en Crimée ; un troisième, après s'être séparé plusieurs fois de sa femme, s'est pendu à Paris.

R..., qui est le sujet de notre observation, est né en 1824. Il fit quelques études dans un séminaire, puis fut successivement cultivateur, garçon de salle, cocher, valet de chambre, marchand de comestibles, etc., etc.

C'est en 1865 qu'éclata le premier accès ; R... était alors premier cocher chez Mme de R...Il fut conduit dans la maison de santé de M. Rotta, à Paris ; il y resta un mois et fut mis en liberté. Peu après, atteint par le deuxième accès, il fut admis dans l'établissement de M. Brierre de Boismont, puis transféré à Charenton. Il fut rendu à la liberté quatre mois plus tard, et alla rejoindre sa femme et ses enfants. Pendant un an, R... remplit les fonctions de concierge dans une maison de Paris : C'est là que le troisième accès se déclara, il coïncida avec la mort de sa femme et les contrariétés qui s'en suivirent, et ne présenta point l'invasion brusque des autres accès. Pendant deux mois, R... mena une vie très déréglée, oublia son deuil récent et donna à ses enfants les exemples les plus scandaleux;

Il eut alors quelques idées de suicide, qu'il renie actuellement, disant que c'était pour effrayer ses enfants qui voulaient le faire interdire. Conduit à Bicêtre et de là à Clermont (Oise), il séjourna pendant neuf mois dans les deux établissements.

Mme la comtesse de B... le prit ensuite à son service, comme cocher. Six mois plus tard, au mois de juin 1868, R... fut atteint par le quatrième accès et entra à l'asile de Dijon.

Nous décrirons les manifestations des accès et nous donnerons les dates des admissions successives, d'après les notes consignées dans son observation.

A son arrivée, R..., est dans une agitation intense ; il se dit doué d'une force herculéenne, prétend pouvoir guérir toutes les maladies excepté la pneumonie et les maladies du cœur. Il rendra Napoléon maître de l'univers ; il est, d'autre part, un ténor incomparable et demande à donner un spécimen de sa belle voix. Les pupilles sont égales et normales, aucun des signes physiques de la paralysie générale.

L'agitation continue du mois de juin à la fin de septembre, avec les manifestations extérieures que nous venons de signaler.

31 octobre 1868. — Depuis près d'un mois, R..., est calme et lucide ; Mme la comtesse de B... demande à le reprendre à son service parce qu'il est très bon cocher : sa sortie est autorisée.

Deuxième admission : Le 15 janvier 1870. — R... rentre à l'Asile ; depuis trois ou quatre mois il était d'une gaîté très expansive et faisait de folles dépenses. Exagération extrême du sentiment de la personnalité, R... a toutes les qualités dont il s'est gratifié pendant l'accès précédent ; il va guérir tout le monde, en outre, il est envoyé par Dieu pour le remplacer sur la terre.

La période d'excitation dure six mois, elle diminue graduellement pendant les mois de juillet et d'août.

Ier septembre 1870. — R... est calme et parfaitement lucide, sa sortie est autorisée, et il retourne au service de Mme la comtesse de B...

Troisième admission : Le 9 mars 1872. — Nous donnerons au complet les manifestations de ce nouvel accès, car elles se sont reproduites, à peu près identiquement, aux accès suivants : L'agitation fut comme toujours, très vive, R... brise, déchire tout ce qu'il peut saisir et est extrêmement dangereux à cause de sa force physique. Au point de vue psychique, on note ce qui suit : R... est toujours un ténor incomparable, il a fait, avant son entrée à l'asile, une demande à l'autorité compétente pour qu'on le fasse entendre sur le théâtre de Dijon ; il est aussi un poëte sublime, il a fait une ode sur la République, elle sera lue dans toutes les villes de France. Si l'on insiste quelque peu, et que l'on continue à faire parler R..., il ne tarde pas à prendre une attitude plus orgueilleuse, il imite la pose du génie de la Bastille et déclare que l'ex-empereur qui avait été choisi par Dieu pour être un nouveau Messie ayant démérité, c'est lui R..., qui doit sauver le monde ; il possède toutes les sciences et peut guérir toutes les maladies, excepté pourtant les maladies de poitrine et les maladies du cœur.

11 novembre 1872. — R... sort de nouveau de l'asile ; son état mental est on ne peut plus satisfaisant ; il travaille depuis quelque temps avec intelligence et régularité. Mme la la comtesse de B... le reprend encore à son service.

Quatrième admission : 7 juillet 1875. — Agitation extrême ; mêmes idées de grandeur, même exagération de la personnalité que précédemment.

Le séjour de R... à l'asile se prolongea plus longtemps que les autres fois, parce qu'il fut employé pendant plusieurs mois à divers travaux.

13 septembre 1876. — R... est rendu à la liberté ; retour complet des facultés intellectuelles, la mémoire est excellente.

Nous donnerons seulement pour les accès suivants, qui n'ont rien présenté d'intéressant, que nous n'ayons déjà noté, les dates de l'admission et de la sortie.

Cinquième admission, le 4 octobre 1878. — Sortie, le 12 juillet 1879.

Sixième admision, le 25 septembre 1879.— Sortie, le 15 janvier 1880.

Septième admission, le 1er juillet 1882.

OBSERVATION III

P... Joseph, né le 30 janvier 1845, entre à l'asile de Dijon en mai 1874.

Ce jeune homme a reçu une brillante éducation, et s'est fait remarquer, dans le cours de ses études par son aptitude pour les mathématiques. Il a déjà fait un séjour de cinq mois environ dans une maison de santé de Paris : Un de ses frères est mort à l'asile de Bourg.

Au moment de son arrivée, P... est dans un tel état d'agitation, qu'il est impossible de fixer son attention et de procéder à un examen sérieux des troubles de l'intelligence. Quinze jours après, le malade est beaucoup plus calme ; il répond avec assez de précision aux questions qu'on lui adresse, mais il conserve une grande irritabilité de caractère, il est défiant et dissimulé.

Le 2 juillet. — L'amélioration est considérable, le malade a recouvré ses facultés intellectuelles et s'occupe un peu.

Au mois d'août, P... est repris d'une agitation très vive avec nombreuses idées de grandeur ; il suffit qu'on lui adresse la parole pour qu'il éclate en propos incohérents, débités sur un ton déclamatoire et d'une voix retentissante.

Du mois de septembre 1874, jusqu'au mois d'août 1876,

P... présente une agitation périodique suivie d'une intermittence. Pendant dix jours, le malade est très excité, donne des noms empruntés à la science à toutes les personnes qui l'approchent; déclame, avec des gestes exubérants, des propos d'une incohérence complète ; puis, il se calme et pendant dix jours P. est lucide, s'occupe de mathématiques et de musique.

Les périodes d'excitation manquèrent au mois de septembre, P... était très calme ; il se montrait poli et convenable sous tous les rapports. Il fut rendu à sa famille à la fin du mois.

Les parents de P... durent veiller sur lui avec la plus grande vigilance pendant cinq années ; des périodes d'agitation se produisirent fréquemment, mais leur intensité fut moins grande, et dans les intervalles P... put s'occuper des travaux de sa profession.

Pendant les huit jours qui précédèrent la deuxième admission à l'asile, le malade s'enfermait chez lui, de crainte, disait-il, qu'avec la photographie on ne reproduisît ses plans et ses travaux d'architecture. L'agitation très vive que nous remarquons à son arrivée, alla en décroissant et le 15 février les conceptions délirantes avaient cessé, le calme était revenu.

Son séjour à l'asile, cette seconde fois, fut de six mois, les périodes d'excitation et les intermittences se produisirent régulièrement tous les douze ou quinze jours.

Le 2 septembre 1881, les parents de P... voulurent le retirer ; ils parvinrent à force de dévouement à le conserver près d'eux pendant une année. malgré les accès de délire intermittent qui ne cessèrent point.

Le 1er juin 1882, P... rentre à l'asile pour la troisième fois ; il est dans une agitation très vive ; il a changé de nom et s'appelle Pline le Jeune; il donne à toutes les personnes de son entourage des noms empruntés aux arts, aux sciences; commande aux astres, tient le tonnerre en son pouvoir.

Le 15 juin 1882. — L'excitation a disparu ; mais les troubles intellectuels sont encore très marqués.

Depuis cinq mois, les phases d'excitation et de calme se reproduisent, mais d'une manière moins régulière. P... s'irrite très facilement, et il est rare qu'on puisse lui adresser la parole pendant quelques minutes, sans qu'on constate des phénomènes de congestion à la tête et quelques incohérences dans le langage.

OBSERVATION IV

M... François, né le 1er avril 1832, entre à l'asile de Dijon, le 23 septembre 1867.

Nous n'avons pu avoir des renseignements précis sur le rôle de l'influence héréditaire chez ce malade. Le premier accès eut lieu le 21 janvier 1866 ; il coïncida avec la frayeur causée par un violent incendie dans lequel sa maison fut toute entière la proie des flammes : il fut de courte durée.

Le second accès nécessita son admission à l'asile. M... présente de l'incohérence dans les idées, il répond à la plupart des questions qu'on lui adresse en déclinant avec volubilité son nom et ses prénoms ; il croit reconnaître les personnes qui le soignent et les désigne par les noms qui lui sont le plus familiers.

Le 8 octobre. — L'état mental de M... s'est sensiblement amélioré, il répond très convenablement lorsqu'on l'interroge.

Il reconnait qu'il était très malade lors de son entrée à l'asile, mais il se sent actuellement en possession de ses facultés intellectuelles. Cette période de calme et de lucidité dura trois mois.

Le 10 janvier 1868. M... est dans une agitation excessive ; mêmes troubles intellectuels que pour l'accès précédent. Les phénomènes somatiques et psychiques disparurent peu à peu :

au mois de mai, M... s'occupait régulièrement au jardin et ne donnait aucun signe d'aliénation.

Sa [femme réclama sa sortie qui fut autorisée.

Le 20 février 1873, M... est ramené à l'asile ; les périodes d'agitation qui, après s'être insensiblement affaiblies, avaient repris peu à peu une grande intensité, ne lui permettaient plus de vivre de la vie commune, sans être un danger pour lui-même et pour les personnes de son entourage.

Pendant trois mois, M... présenta la plus grande incohérence dans les actes et les paroles ; il criait, chantait, brisait tout ce qui lui tombait sous la main. A partir du mois de juin, l'amélioration [est très sensible, et, le 4 septembre 1873, il fut rendu à la liberté.

Troisième admission, le 27 septembre 1875.

Sortie, le 24 juillet 1876.

Pendant ce troisième séjour à l'Asile, M... eut deux accès de délire intermittent qui ne présentèrent rien de particulier à noter.

Quatrième admission, le 30 janvier 1878. — Intermittence, à partir de mai 1878. — Sortie, le 2 octobre 1878.

Cinquième admission, le 7 janvier 1881. — Intermittence, à partir de mars 1881. — Sortie, le 19 mai 1881.

Sixième admission, le 1ᵉʳ avril 1882. — Intermittence, à partir de juin 1882. — Sortie, le 11 septembre 1882.

Chacun des accès de M..., il est facile de le voir d'après les dates que nous indiquons, est de trois mois environ.

Son séjour à l'asile, si on excepte la troisième admission qui fut maintenue pendant un an, a été de six mois.

Les quatre observations suivantes nous ont été communiquées par M. Taguet, médecin en chef de l'asile de Bordeaux.

OBSERVATION V

Mademoiselle L... Elisabeth, âgée de 27 ans, a perdu sa mère alors qu'elle était encore au berceau ; son père, ivrogne incorrigible, l'a abandonnée à la charité publique : une de ses tantes présente un caractère bizarre, étrange.

Le premier accès éclata à l'âge de 15 ans. L'agitation était extrême, la malade, allait et venait de tous côtés, courait les rues accoutrée d'une manière prétentieuse et ridicule, s'emparait de tout ce qu'elle pouvait comme étant sa propriété. C'est dans cette disposition d'esprit qu'elle a commis plusieurs vols. Il lui semblait que tout le monde s'occupait d'elle, que chacun vantait la beauté de ses formes, l'excellence de son cœur.

Ces mêmes idées, ces mêmes actes se sont reproduits par la suite à chaque crise. Le second accès eut lieu l'année suivante, la malade se trouvait depuis quelques jours à l'asile des aliénés, comme fille de service.

La vue des malades, l'émotion profonde qu'elle ressentit, déterminèrent chez elle de la tristesse, du découragement, de l'ennui ; elle travaillait par force et sans goût. Tous ses actes es ressentaient du trouble de son âme. Trois jours après son arrivée, elle criait, gesticulait, courait de tous les côtés, déchirant ses vêtements, s'emparant de tous les objets qui tombaient sous sa main.

L'agitation arrive bientôt à son apogée ; on est obligé de camisoler la malade le jour et la nuit. Hallucinations de l'ouïe et de la vue ; elle croit que la fin du monde va venir, ce n'est partout que cris d'angoisse et de désespoir. Dans ces moments d'agitation elle se croit riche, et offre des millions pour sauver sa vie et celle des autres. Refus d'aliments, tout autour d'elle répand une odeur de soufre et de bitume. La durée de la crise a été d'un mois environ, son séjour à l'asile de quatre.

Le troisième accès a été amené par un chagrin d'amour ; sa marche ne diffère pas sensiblement du précédent. L... quitte l'établissement après deux mois de traitement, passe a peu près le même temps en liberté. Une nouvelle contrariété détermina le quatrième accès qui fut plus long que les précédents, et s'accompagna d'un état cataleptique. La menstruation qui n'avait subi, jusqu'à ce moment, que de légères modifications, fut complètement supprimée pour ne se reproduire que trois mois après, alors que l'excitation avait disparu depuis quelque temps.

La malade est triste, préoccupée ; elle craint de ne jamais guérir, tout l'épouvante, tout l'inquiète ; elle demande en grâce à ne plus quitter l'asile, elle comprend qu'elle ne peut vivre au dehors.

Un fonctionnaire de l'asile l'ayant prise à son service, dans le but de faciliter son retour dans le monde, lui donna un jour une ordonnance à porter à la pharmacie ; la curiosité la porte à y jeter les yeux, elle croit y lire le mot *folle* : Elle déchire l'ordonnance, et bientôt éclate un accès, la malade est conduite aux cellules. Quelque temps après, L... est rendue à la liberté ; tout alla bien pendant deux ans, la malade eut assez d'empire sur elle-même pour dissimuler les crises passagères qui vinrent troubler son existence.

Au mois de mars 1873, un nouvel accès éclatait. Comme par le passé L... se mit à courir les rues parlant, gesticulant apostrophant les passants qui, disait-elle, lui parlaient et l'insultaient.

Les règles se sont encore supprimées pendant la durée de cette nouvelle crise, qui n'a rien offert de particulier que nous ne sachions déjà.

Par la suite, les accès ont reparu tous les ans au mois de mars (l'année 1878 a fait seule exception). Devons-nous attribuer au traitement que nous avons fait suivre à la malade l'avortement de cette crise annuelle ? C'est ce que nous ne saurions dire; quoiqu'il en soit, ce traitement a consisté en bains tièdes pris tous les deux jours et cela pendant près d'un mois. L... prenait en même temps de 4 à 8 grammes de bromure de potassium par jour; la liberté du ventre était entretenue par de légers laxatifs, la constipation étant habituelle chez la malade.

En dehors de cette crise annuelle qui a avorté si heureusement, L... a présenté au mois de septembre dernier, une légère excitation maniaque qui a coïncidé avec des accès francs de fièvre intermittente dont la guérison, par le sulfate de quinine, a entraîné celle du trouble mental.

OBSERVATION VI

Mlle B... 23 ans, n'a pas connu sa famille; elle ne peut donner aucun renseignement sur ses antécédents.

A l'âge de 14 ans, elle fut placée comme domestique chez une de ses tantes d'un caractère violent et irritable à l'extrême, qui lui fit une existence toute de misère et de souffrance. Elle fut prise, à cette époque, d'un découragement profond avec dégoût de la vie; un jour elle se jeta dans un puits; elle jouissait en ce moment, nous affirme-t-elle, de toute sa raison.

Quelques mois après, elle entrait comme infirmière à l'asile de..... Mlle B... fut vivement impressionnée du milieu dans lequel elle se trouvait placée. Le premier accès de délire proprement dit éclata quelques jours après son entrée en service; depuis cette époque, ils se sont succédés dans l'ordre suivant :

Première admission, le 23 avril 1874. — Sortie, le 4 octobre 1874.

Deuxième admission, le 18 août 1875. — Sortie, le 6 septembre 1875.

Troisième admission, le 28 janvier 1877. — Sortie, le 30 juin 1877.

Quatrième admission, le 5 octobre 1877. — Sortie, le 1er mai 1878.

A chaque nouvelle crise, Mlle B... est assaillie par l'idée du suicide ; ses sentiments religieux, la crainte d'être damnée et de laisser après elle un nom déshonoré l'ont arrêtée jusqu'à ce jour, sur cette pente fatale du désespoir.

La volonté est lésée ; les choses les plus simples lui apparaissent d'un accomplissement difficile et au-dessus de ses forces, « tout, dit-elle, me semble montagne. »

La mémoire pendant toute la période d'incubation est moins vive qu'à l'état de santé ; B... comprend plus difficilement ce qu'on lui dit ; elle est obligée d'avoir recours à des moyens artificiels pour ne pas oublier ce qu'elle doit faire.

Cette lésion de la mémoire et de la volonté, au début de l'affection, est un phénomène que nous avons constaté chez presque tous nos malades atteints de délire intermittent.

Mlle B... est avertie de l'imminence de sa crise par une violente céphalalgie, avec sensation d'un poids énorme sur le front et par des bourdonnements d'oreille.

L'accès éclate brusquement et arrive rapidement à prendre tous les caractères de la manie la plus aiguë ; cris, chants, actes désordonnés, insomnie continuelle, hallucinations de l'ouïe et de la vue, la malade croit que l'asile va sauter. Cette idée, contrairement à ce qui arrive le plus souvent, la rend d'une gaîté folle. La sœur de service avait remarqué que chaque fois qu'elle ouvrait le gazomètre, B... la suivait avec le plus vif intérêt, et se retirait ensuite toute désappointée ; la plus grande déception faisait place à la joie la plus vive, l'explosion tant souhaitée n'arrivait pas.

Pendant toute la durée de la crise, le souvenir de sa première tentative de suicide ne cesse d'obséder son esprit. Elle croit qu'elle ne pourrait y résister, les mêmes circonstances étant données. Elle éprouve, dit-elle, une répugnance invincible pour tous les genres de mort autres que l'immersion.

L'accès dure rarement plus de quinze jours, la convalescence s'établit presque d'emblée.

La menstruation chez Mlle B... n'a jamais été troublée. La malade présente au début de la crise quelques accidents d'hystérie qui cessent complètement pendant la période d'intermittence.

OBSERVATION VII

Mme M... est âgée de 20 ans ; un frère mort d'une attaque d'apoplexie ; une tante aliénée. Enfant gâté dans la force du terme, par des parents faibles et ignorants à qui elle fait porter le joug de son despotisme, mécontente de tout, jalouse de ce qu'elle n'a pas, elle ne recule devant aucun sacrifice pour satisfaire ses fantaisies : caractère versatile et soupçonneux.

La première crise éclata à l'âge de 14 ans, lors de la première apparition des règles. La famille ne voulut pas avoir recours à une séquestration malgré la violence du délire qui persista un mois environ.

Première admission, janvier 1876. — Sortie, mars 1876.

Deuxième admission, juin 1877. — Sortie, septembre 1877.

Troisième admission, avril 1878. — Sortie, août 1878.

Quatrième admission, octobre 1878.

Mme M... présente, outre des crises passagères et sans fixité, de véritables accès d'aliénation mentale qui éclatent chaque mois, le plus souvent cinq à six jours avant le retour des règles et s'accompagnent de quelques accidents hystériques. La malade est d'une violence extrême, elle se livre à des voies de fait sur son mari, ses parents, les personnes qui l'approchent, fait des menaces de mort. Elle achète à tort et à travers, ne recule devant aucune dépense; si l'argent vient à lui manquer elle en prend partout où elle en trouve. Cette malheureuse tendànce se reproduit fatalement à chaque crise. Mme M... a dû subir, il y a quelques mois, un emprisonnement pour un vol de bijoux dont elle n'était pas responsable.

Poussée par un besoin irrésistible de mouvement et de liberté, elle quitte sa maison, sa famille sans savoir où elle porte ses pas; accoutrée d'une manière ridicule ou à peine vêtue, chantant, criant, se prostituant parfois au premier venu. D'autres fois, au contraire, son itinéraire est tout tracé à l'avance, ses mesures sont si bien prises que toutes les recherches pour la trouver deviennent inutiles. La crise passée, elle regagne sa demeure honteuse de ce qu'elle a fait. L'accès n'a duré parfois que quarante-huit heures, ce n'est que lorsqu'il se prolonge que la famille a recours à une séquestration.

Ces crises mensuelles se résument à l'asile à quelques phénomènes de peu d'importance et ne nécessitent que très-rarement l'emploi de la camisole. La malade devient, dans ces moments, triste, préoccupée, cesse tout travail, demande sa mise en liberté, se plaint de névralgie, accuse des troubles divers, parfois une sensation de froid ou de chaleur qui semble revêtir un caractère intermittent et qui disparaît d'elle-même, sans qu'il soit besoin d'avoir recours à une médication spéciale.

OBSERVATION VIII. — (Résumée),

(Publiée par M. Taguet, — *Annales médico-psychologiques*, Mars 1882).

La mère de la malade, qui fait l'objet de l'observation, a eu deux sœurs qui sont mortes aliénées; sur neuf enfants auxquels elle a donné le jour, quatre garçons ont été emportés par des convulsions, un autre a succombé au choléra, un autre à une apoplexie cérébrale ; deux filles sont mortes épileptiques. C'est de la troisième que nous nous occupons, elle a aujourd'hui 61 ans.

Enfant, Mme de P... avait eu des convulsions : l'établissement des règles fut accompagné de phénomènes nerveux qu cessèrent vers la seconde année.

La première crise éclata à 20 ans, Mme de P... fit, au début de cet accès, qui dura deux mois environ, une tentative de suicide.

Pendant les dix années qui suivirent, la malade présenta, d'une manière presque régulière, des crises qui ne nécessitèrent pas une séquestration, et dont la durée excéda rarement quarante-huit heures.

A 33 ans, Mme de P... fut mariée à un vieillard pour lequel elle éprouvait une antipathie insurmontable. Après trois mois de mariage, elle devint enceinte. Elle tomba, à dater de ce moment, dans la tristesse la plus profonde. Vers le sixième mois de sa grossesse, elle fit une nouvelle tentative de suicide. L'accouchement n'amena aucune modification dans l'état mental. Dès lors les accès se régularisèrent et devinrent franchement intermittents ; ils avaient généralement lieu tous les quinze jours, au plus tard tous les mois, leur durée dépassait rarement plus de deux à trois jours. Dans l'intervalle, la malade était gaie, et racontait avec une lucidité d'esprit parfaite tous les phénomènes de son délire.

Les crises devinrent à la longue plus fréquentes et se reproduisirent tous les quatre jours, la période d'excitation et de calme ayant, à quelque chose près, la même durée.

La malade est avertie de l'imminence de son accès, par une violente douleur intercostale, des bourdonnements d'oreille localisés à un seul côté.

La figure exprime la souffrance, les traits sont tirés ; la malade s'éloigne de ses compagnes, lutte visiblement contre le flot qui monte.

L'agitation cesse d'une manière aussi brusque qu'elle a commencé ; le lendemain, après un sommeil réparateur, Mme de P... est douce, aimable, affectueuse pour tous, demande pardon au médecin, aux religieuses, des insultes qu'elle leur a prodiguées et dont elle a conservé le souvenir.

Telle est l'existence de Mme de P... depuis quarante ans ; malgré le grand nombre des accès et leur intensité, les facultés intellectuelles n'ont pas subi le moindre choc. L'état physique ne laisse rien à désirer, la menstruation a toujours été régulière, la ménaupause s'est passée sans orages.

§ II. — DÉLIRE INTERMITTENT SYMPATHIQUE.

Le délire intermittent n'est pas toujours essentiel, reconnaissant pour unique cause l'hérédité, parfois les accès coïncident avec une lésion organique, un trouble fonctionnel des organes ; voire même, une fonction physiologique : C'est le délire intermittent sympathique.

Les liens de solidarité qui l'unissent à l'affection pathologique sont si intenses, qu'il subit sa marche et ses degrés, disparaissant et se reproduisant avec elle. Il se rapproche du délire essentiel par ses autres caractères.

Parmi les lésions organiques qui s'accompagnent

le plus souvent de délire, nous citerons : l'hépatite, l'embarras gastrique, l'entérite etc, etc. Nous ferons remarquer que le délire sympathique lié à ces diverses affections présente, à quelque chose près, les mêmes caractères chez tous les malades. C'est un état de tristesse, de langueur tout particulier. Aussi, les anciens plaçaient-ils dans les viscères abdominaux le siège des affections tristes.

On sait que l'utérus est de tous les organes, celui dont la réaction sur le cerveau est la mieux établie et la plus fidèle. On ne saurait nier, en effet, que la grossesse et la menstruation n'entraînent parfois avec elles les désordres nerveux les plus divers, les plus étranges.

Esquirol (1) a donné des soins à une dame qui devint aliénée pendant douze grossesses consécutives, et qui recouvra la raison chaque fois après l'accouchement. Le même auteur, rapporte quinze observations sur le même sujet ; dans presque toutes l'hérédité directe ou de transformation, joue un rôle très important. Morel (2), dans son livre si rempli de faits intéressants, cite également plusieurs cas de délire liés à la grossesse ou à l'accouchement.

L'influence de la menstruation sur la production d'un accès de délire, est aussi établie d'une manière incontestable « L'excitation nerveuse, dit Cabanis (3), dont la première apparition des règles est accompa-

(1) Esquirol *op. cit.* tome 1, page 248.
(2) Morel. *op. cit.* page 199.
(3) Cabanis. *Rapports du physique et du moral de l'homme,* page 377.

gnée, se renouvelle en partie aux périodes mensuelles qui ramènent cette commotion.

« A chacune de ces époques, la sensibilité devient plus délicate et plus vive, pendant tout le temps que dure la crise, les observateurs attentifs ont souvent remarqué dans la physionomie des femmes quelque chose d'insolite, de plus animé dans le langage, et quelque chose de bizarre et de capricieux. »

Cette excitation nerveuse, peut dégénérer, chez certaines personnes, en un véritable accès d'aliénation mentale. Il n'est pas rare de constater, dans les asiles, des tentatives de suicide qui se reproduisent chez les mêmes personnes à chaque retour des règles ; chez toutes en général, il existe de l'agitation ou bien quelque phénomène anormal.

Les troubles de la menstruation, insuffisance ou exagération, irrégularité ou absence, peuvent *à fortiori* déterminer l'explosion d'un accès de délire : Nous croyons, néanmoins, que les folies intermittentes sympathiques sont très rares, en dehors de toute prédisposition héréditaire ou acquise.

OBSERVATION IX.

(Délire survenant à la suite de troubles dans la menstruation).

Mlle S... est âgée de 25 ans ; fille d'un père et d'une mère aliénés ; caractère sombre, taciturne. Elle a toujours vécu retirée du monde ; riche, elle est d'une avarice sordide, elle n'a pas d'amies et ne désire pas en avoir ; superstitieuse à l'extrême, elle s'est fait exorciser plusieurs fois.

Le premier accès a éclaté vers l'âge de 14 ans, et n'a pas nécessité la séquestration. Voici, depuis dix ans, leur nombre et leur durée :

Première admission, le 23 décembre 1869. — Sortie, le 22 mars 1870.

Deuxième admission, le 17 mai 1872. — Sortie, le 17 juillet 1872.

Troisième admission, le 2 septembre 1872. — Sortie, le 1er octobre 1873.

Quatrième admission, le 8 octobre 1873. — Sortie, le 8 décembre 1873.

Cinquième admission, le 10 novembre 1876. — Sortie, le 10 avril 1877.

Sixième admission, le 19 mai 1877. — Sortie, le 19 septembre 1877.

Septième admission, le 1er avril 1878. — Sortie, le 1er mai 1878.

Tous ces accès, si nous en exceptons le cinquième, qui a été provoqué par la mort de sa mère, ont coïncidé avec un trouble de la menstruation qui, dans certains cas, s'est arrêtée brusquement sous l'influence d'une violente contrariété, d'une émotion morale.

En l'absence même de toute cause accidentelle, S...présente, à chaque époque menstruelle, une sensibilité excessive, quelque chose de bizarre et de capricieux ; elle s'isole complètement, parle peu : Sa figure exprime la souffrance, la malade a peur de tout, tremble au moindre bruit ; elle n'en continue pas moins à vaquer à ses travaux ordinaires. A part ces quelques particularités, la menstruation suit normalement son cours.

Une violente céphalalgie, des vertiges, des bourdonnements d'oreille, parfois quelques hallucinations de l'ouïe et de la vue, signalent l'accès. Les yeux sont brillants et hagards, une écume épaisse couvre les lèvres, la voix est presque éteinte, l'haleine est fétide ; la malade cherche à mordre tous ceux qui l'approchent, sa conversation est un mélange de prières et de propos obscènes et orduriers. L'insomnie est continuelle pendant toute la durée de la crise, qui excède rarement plus de six à huit jours ; la malade ne prend que des aliments liquides.

Le retour du sommeil annonce que la crise touche à sa fin ; en moins de quarante-huit heures, S... a repris ses habitudes de calme, avec ses qualités et ses défauts ; c'est à peine s'il persiste encore un léger malaise avec un peu de lassitude.

Il existe parfois une corrélation remarquable entre la fièvre intermittente et un trouble mental consécutif, sur lequel Sébastian (1), dont le travail a été analysé par M. Lunier, a appelé l'attention.

OBSERVATION X

(Publiée par M. Mabille. — *Annales médico-psych.* Septembre 1881).

SOMMAIRE. — *Folie survenue à la suite d'accès paludéens à type quotidien. — Hallucinations ; délire des paroles et des actes, durant environ douze jours, et persistant même en dehors de l'accès. — Guérison par le sulfate de quinine.*

Mme X...., âgée de 35 ans, de taille élevée, tempérament lymphatique, souffrait depuis huit jours environ de malaises qui survenaient à des époques à peu près les mêmes dans la journée, quand, le 4 mai au soir, elle fut prise de violentes douleurs de tête avec fièvre intense et délire qui effraya les parents qui nous firent chercher.

A notre arrivée, nous pûmes constater un désordre très grand

(1) SÉBASTIAN. *Remarques sur la mélancolie et la manie, suite des fièvres intermittentes.*

des idées ; la malade se plaignait de douleurs très vives dans la tête, la langue était saburrale, le pouls atteignait 120 pulsations par minute, la température 39° environ. Le ventre n'était pas météorisé. Un purgatif salin fut ordonné.

5 mai. — A onze heures du matin, lors de notre visite, nous constatons que la fièvre a disparu. La température est presque normale et le pouls est à 80 pulsations. Les douleurs de tête sont encore très vives et la malade comprend à peine les questions qu'on lui adresse. Elle semble tout à fait étrangère à ce qui se passe autour d'elle ; le regard est fixe et les yeux semblent apercevoir quelque objet ; la malade prétend qu'on lui siffle dans les oreilles.

Cette absence de fièvre, malgré la persistance du trouble des idées, nous fit rejeter immédiatement les craintes, que nous avions pu avoir la veille, d'un début de fièvre continue, et nous crûmes alors à des accès intermittents ; il y avait déjà eu une première atteinte il y a dix ans. D'ailleurs, la production, vers cinq heures du soir, des symptômes de la veille ne devait plus nous laisser aucun doute à cet égard. En effet, les stades divers, froid, chaleur, sueur, de l'accès simple de la fièvre intermittente, se produisirent sous nos yeux et l'administration du sulfate de quinine nous parut indiquée. Compresses d'eau sur la tête.

6 mai. — La fièvre apparaît un peu plus tard, — mêmes troubles de l'idéation, emportement, irritation très vive contre son entourage. La malade répond par des mots sans suite aux questions qu'on lui pose, et cela en dehors des accès ; — sulfate de quinine. — Lavement salé.

7 mai — Les jours suivants, les mêmes symptômes sont observés et le 12 mai, Mme X... dénoue ses cheveux, les étale devant tout le monde ; désordre des actes, yeux hagards, insomnie.

Au bout de huit jours de traitement par le sulfate de quinine, la fièvre ne reparaît qu'avec une faible intensité, mais les idées,

tout en étant plus lucides, paraissent encore peu nettes, hébé-
tude légère.

Le 25 mai, les accès intermittents ont totalement disparu
et, à partir du 28 mai, Mme X... paraît revenir complètement
à la raison. Quelques granules d'acide arsénieux sont ordonnés
pour compléter le traitement.

Le 4 juin, la malade vient nous remercier; elle est complètement rétablie. Nous lui conseillons de prendre, pendant
quelques jours encore, du vin de quinquina et des granules
d'acide arsénieux.

Mme X... à la tête assez bien conformée, mais le front est bas
et un peu déprimé; de plus, quand on cause un certain temps
avec elle, on s'aperçoit bien vite qu'elle n'est pas intelligente ;
on constate chez elle une insuffisance intellectuelle très manifeste. La réputation de Mme X... est d'ailleurs bien établie sous
ce rapport dans le voisinage.

Les accès de folie suite de fièvre intermittente,
surviennent à intervalles variables, tous les jours,
tous les deux jours et souvent à l'heure précise, avec
le type et le degré de violence de la fièvre qui les a
précédés. Ce genre de délire guérit aussi bien, ou du
moins perd de son intensité sous l'influence du
même traitement que la fièvre intermittente elle-
même. Une observation de M. Baillarger, montre
que des accès de délire à type périodique, quoique
non liés à une fièvre intermittente, ont été justi-
ciables du sulfate de quinine.

OBSERVATION XI. (Hospice de la Salpétrière.)

(M. Baillarger — *Annales méd.-psych.* (mai 1882).

La femme L... âgée de 40 ans, couturière, est entrée à la Salpétrière, le 27 novembre 1865.

Il résulte des renseignements qui ont été fournis par sa fille, que la malade était très laborieuse, mais d'une nature triste ; la santé était généralement bonne, l'appétit excellent, la menstruation très régulière. On affirme qu'il n'y a pas eu d'aliénés dans la famille. Les règles qui devaient venir le 20 novembre, n'ont pas paru. Il convient d'ajouter, que depuis trois semaines la malade se plaignait de bouffées de chaleur à la tête. Jusquelà cependant, aucun signe de dérangement intellectuel.

Le délire a éclaté le 23 novembre au soir. La malade prétend qu'elle est ensorcelée, elle jette par la fenêtre plusieurs pièces de son ménage. Insomnie complète, état de stupeur, conceptions délirantes mélancoliques, inquiétudes, anxiétés. A l'entrée à l'hospice, mêmes symptômes, refus d'aliments ; de temps en temps la malade prononce quelques mots à voix basse « on veut la couper par morceaux, on veut la mettre dans le poële, la plonger dans une chaudière d'huile bouillante, etc., etc. »

Le 28 novembre. — Apparition des règles qui durent trois ou quatre jours.

L'état de la malade n'est pas modifié, la figure reste sombre, persistance des conceptions délirantes. Le refus d'aliments est irrégulier.

Le 12 décembre, on commence à observer une intermittence bien marquée dans les symptômes. La malade a d'une manière très tranchée, un bon et un mauvais jour. Pendant une journée elle cause raisonnablement, ne parle plus de ses conceptions délirantes et a la figure beaucoup moins triste ; le lendemain, réaparition de tous les symptômes mélancoliques.

Après avoir constaté pendant une semaine cette intermittence des symptômes, j'administre le sulfate de quinine, et l'accès manque le lendemain. Le médicament est continué pendant cinq jours et les accès ont disparu (on a donné 0,40 cent. puis 0,75 cent. de sulfate de quinine.) A partir de ce moment, l'état de la malade s'améliore très rapidement, l'appétit est excellent. Bientôt la femme L... a complètement conscience de son état et reconnaît l'absurdité de ses conceptions délirantes, elle put sortir le 30 décembre.

L'accès, comme on le voit, avait à peine duré un mois. Si on cherche les causes qui ont pu produire cet accès de mélancolie, on n'en trouve d'autres qu'un retard de quatre ou cinq jours dans l'apparition des règles, et ces bouffées de chaleur qui existaient depuis trois semaines ; ce qui paraît bien insuffisant. La malade, comme on l'a vu, jouissait antérieurement d'une bonne santé, et d'après les renseignements n'avait éprouvé aucun chagrin qui puisse expliquer l'apparition du délire, mais elle était d'une nature triste.

Faisons remarquer que l'apparition des règles cinq jours après l'explosion du délire, n'a amené aucune modification dans l'état mélancolique, qui paraît avoir cédé très rapidement sous l'influence du sulfate de quinine.

Nous ne signalerons, que pour mémoire, le *délire intermittent symptomatique* qui n'a d'autres liens de parenté avec la variété du délire que nous venons de décrire, que son caractère d'intermittence. Il reconnait pour cause une lésion organique des centres nerveux, qu'elle soit due à une modification profonde des éléments, ou bien à une surexcitation passagère et acidentelle de ces mêmes organes.

CHAPITRE III

Diagnostic différentiel du délire intermittent, de la folie à double forme, de la manie hystérique, de la folie impulsive et de l'épilepsie larvée.

1° *Folie à double forme.* — « La folie à double forme ou folie circulaire est caractérisée symptomatiquement, dit M. Ach. Foville (*Nouveau dictionnaire de médecine et de chirurgie, article folie à double forme*), par une succession prolongée de périodes d'excitation et de périodes de dépression, qui alternent entre elles d'une manière ordinairement régulière. La durée, l'intensité, le type de l'excitation et de la dépression peuvent varier beaucoup, mais leur retour alternatif est constant et caractéristique. »

Les auteurs anciens Willis, Pinel, Esquirol avaient déjà signalé les connexions de la manie et de la lypémanie ; mais, ce sont Falret (1) et Baillarger (2) qui les premiers ont montré que cette alternance de deux formes, manie et lypémanie, ou vice versâ, constituait par elle-même un type morbide très nettement déterminé, ayant son évolution fatalement tracée à l'avance et ses caractères propres.

Pour M. Baillarger, les états d'excitation et de dépression se suivent comme un *processus* continu, sans interruption, et constituent un véritable accès suivi d'une période de rémission qui représente une phase de lucidité relative.

Pour Falret, les troubles se succédaient dans l'ordre suivant : mélancolie, intermittence, manie, intermittence, mélancolie, etc., etc.

Nous avons cru utile d'esquisser rapidement un petit aperçu historique de la folie circulaire ; de là, en effet, ressortent déjà des différences tranchées avec les symptomes et la marche que nous avons signalés dans le délire intermittent.

La folie à double forme est le plus souvent héréditaire, chronique, et affecte ordinairement une marche périodique et régulière. C'est à cela que se bornent les caractères qui la rapprochent du délire intermittent. L'état de dépression est toujours lié à l'état maniaque dans l'évolution d'un accès complet de la folie à double forme. « Ce n'est, dit M. Ach. Foville (loc. cit.) que lorsqu'on aura reconnu d'une manière cer-

---

(1) FALRET. *Bulletin de l'Académie de médecine* (séance du 14 février 1854), tome XIX, page 382.

(2) BAILLARGER. *Bulletin de l'Académie de médecine*, 1854 tome XIX, page 340.

taine, que le malade a présenté des alternatives bien tranchées et se faisant à peu près équilibre, de manie et de mélancolie, que l'on pourra affirmer sans hésitation l'existence de la folie à double forme. » Dans le délire intermittent, il n'y a qu'une seule période bien nette, l'excitation (l'accès).

Nous croyons inutile d'insister sur cette différence, que le nom de folie à double forme met suffisamment en relief : on ne saurait, d'autre part, appeler du nom de dépression, l'état passager d'anxiété et de malaise que présente le malade dans la phase prodromique d'un accès de délire intermittent, et qui est du domaine d'un certain nombre d'affections mentales.

Les intervalles lucides dans la folie à double forme sont variables dans leur durée, chez le même individu. Si le malade est placé dans un milieu hygiénique et moral convenable, il pourra rester longtemps calme et raisonnable ; si au contraire, il est obligé de lutter pour l'existence, s'il est en proie à des chagrins ou à des préoccupations vives, il verra se rapprocher les accès, nous avons vu qu'une périodicité régulière, est un des caractères des intervalles séparant les accès du délire intermittent.

L'influence de la thérapeutique, qui a pu dans certains cas, supprimer une des phases de l'accès de folie à double forme et la transformer en manie ou en lypémanie, cette influence, disons-nous, ne peut arriver, si tant est qu'elle y réussisse jamais, qu'à retarder un accès de délire intermittent.

Comparerons-nous les intervalles lucides dans les deux affections ? Ce serait téméraire de notre part:

« Y a-t-il, à vrai dire, dit M. Ach. Foville, en parlant de la folie à double forme, une période de raison complète, un moment où l'équilibre est parfait, où il y a une intermittence véritable ? Il est en réalité bien difficile de le dire. » Ne doit-on pas croire, que les assauts répétés que subit le cerveau dans la période d'excitation comme dans celle de dépression, ne sauraient laisser les facultés intellectuelles complètement indemnes ?

Le sort ordinaire des vésanies passées à l'état chronique, dit le même auteur, est d'aboutir à la démence, mais cela n'est pas une règle constante pour la folie à double forme ; dans un certain nombre de cas, à travers ces perpétuelles pertes d'équilibre tantôt dans un sens, tantôt dans un autre, les facultés au lieu de disparaître conservent encore leur vigueur et leur intégrité virtuelle. »

Dans le délire intermittent, l'affection conserve à peu près toujours sa marche et ses caractères propres.

2° *Manie hystérique.* — Il suffira de mentionner brièvement les symptômes et la marche de la manie hystérique, pour mettre suffisamment en évidence les notables différences qui la séparent du délire intermittent.

La malade atteinte d'hystérie brise, déchire tout ce qui lui tombe sous la main ; tout en comprenant, ainsi que le fait remarquer Marcé, combien une pareille conduite est déplorable, elle ne s'efforcera pas de résister à l'impulsion, bien qu'elle puisse la maîtriser dans la plupart des cas.

Le délire propre à cette affection a un caractère

tout particulier : « Il est, dit Briquet (1), toujours
bruyant, très agité et rarement incohérent. Il a généralement rapport, soit à des scènes auxquelles la malade se croit présente ou auxquelles elle se reporte,
soit aux pensées qui l'occupent habituellement ou qui
l'ont beaucoup frappée..... Quelquefois la totalité de
l'encéphale est tellement exaltée, que les facultés
intellectuelles et les facultés sensorielles présentent
une activité surprenante. »

A l'état de calme comme à celui d'agitation, on
peut appliquer aux malades de cette catégorie ces
paroles de M. Tardieu (2) : « Un trait commun les
caractérise, c'est la simulation instinctive, le besoin
invétéré et incessant de mentir sans intérêt, sans
objet, uniquement pour mentir, et cela non-seule-
ment en paroles, mais encore en action, par une
sorte de mise en scène où l'imagination joue le principal rôle, enfante les péripéties les plus inconcevables et se porte parfois aux extrémités les plus fu-
nestes. »

Comme caractères communs de la manie hystérique et du délire intermittent, on trouve une modification du caractère, une prédisposition à la tristesse
pouvant conduire au suicide qui est toutefois très rare
dans l'hystérie.

Bien que dans la manie hystérique le naufrage des
facultés intellectuelles ne soit jamais complet, l'intermittence est dans cette affection plus apparente que

(1) Briquet, *Traité clinique et thérapeutique de l'hystérie*,
Paris, 1859, page 363.
(2) Tardieu, *Étude médico-légale sur la folie.* Page 163.

réelle. On parvient du reste souvent, pendant la sus-
pension du délire, à saisir les symptômes particuliers
à cette maladie : sensation de constriction à la gorge,
passage rapide et presque sans transition de la plus
grande joie à la tristesse la plus profonde, troubles
de la sensibilité générale, parfois paralysie d'un ou
plusieurs membres, anesthésie, analgésie, etc., etc.

Contrairement à l'hystérique qui s'amuse du mal
qu'elle fait ou qu'elle voit faire, le malade atteint de
délire intermittent condamne ses emportements,
cherche à lutter contre eux et les refoule lorsque
cela est en son pouvoir.

3o *Folie impulsive.* — « La folie impulsive, dit
J. Falret (1), revêt le plus souvent la forme intermittente, elle se produit ordinairement plusieurs fois
sous forme d'accès dans la vie du même individu.
Elle est fréquemment héréditaire et liée à d'autres
maladies nerveuses, etc., etc. »

Comme chez les aliénés intermittents, on a constaté chez les aliénés impulsifs, dans la période prodromique de l'affection, une modification du caractère, de la sensibilité morale, de la manière de
vivre, etc., etc. Ils se plaignent de souffrances va-
gues, d'une sorte de malaise, de lassitude, d'angoisse
à la région précordiale. Ces symptômes paraissent
liés aux affections présentant un caractère héréditaire.

Les malades appartenant à l'une ou l'autre affection conservent une partie de leur conscience, com-

(1) J. FALRET. *Annales médico-psych.* Page 518.

battent leurs emportements et déplorent également l'entraînement qu'ils subissent.

Notons en passant, qu'il n'y a rien de bien fixe dans les manifestations de la folie impulsive, elles ne comportent pas nécessairement l'homicide, le suicide ou l'incendie ; il peut arriver que cette affection soit caractérisée uniquement par une impulsion irrésistible à commettre des actes bizarres, extravagants, absurdes, comme cela se rencontre dans le délire intermittent.

Le fils du grand Condé s'imaginait parfois être transformé en chien et aboyait de toutes ses forces ; saisi d'un de ces accès devant Louis XIV, il n'y résista pas ; il se retira seulement vers la porte. « Là, dit un historien, il se mit la tête dehors, étouffa sa voix autant que possible et fit toutes les grimaces de l'aboiement. »

Un diplomate, cité par M. Baillarger, était obligé d'ouvrir de temps à autre une fenêtre de son appartement pour imiter le chant du coq.

On a vu, par ce que nous avons dit plus haut, les nombreux points de ressemblance de la folie impulsive et du délire intermittent. Le diagnostic différentiel peut néanmoins être établi sur des bases solides.

Tandis que l'impulsion qui se manifeste avec plus ou moins de violence constitue le caractère essentiel de l'accès de la folie impulsive et le degré le plus élevé de la période d'exacerbation, elle est, au contraire, chez les aliénés intermittents, un symptôme de début et précède l'accès.

Si le malade atteint de délire intermittent a pu, dans des cas rares, remonter le courant et diriger ses actes, l'impulsif par contre, au moment de sa crise, n'est jamais *compos sui ;* s'il ne succombe pas, ce n'est pas que sa raison triomphe, c'est qu'un accident, quel qu'il soit, a détourné et fait disparaître du même coup les pensées qui l'agitaient.

Dans l'une et l'autre affection, les facultés intellectuelles et principalement la mémoire sont le plus souvent conservées; mais, à des degrés différents : «Pendant les intervalles des accès, dit Marcé (1), les malades atteints de folie impulsive rendent compte avec une lucidité parfaite des mouvements étranges qu'ils ont ressentis. » D'autres fois, au contraire, le souvenir est voilé, le malade se rappellera bien les circonstances qui ont précédé la crise, ses luttes, ses angoisses, quant à l'accomplissement de l'acte luimême, il n'en aura conservé que le souvenir confus du rêve.

Dans le délire intermittent, la mémoire est aussi nette qu'elle peut l'être.

Une légère période de dépression suit presque toujours l'excitation de l'accès de délire intermittent; elle fait défaut dans la folie impulsive : le malade, l'acte délirant une fois accompli, éprouve une sorte de détente physique et morale qui le soulage et lui fait presque éprouver un sentiment de bien-être, alors même que des conséquences légales très graves peuvent le menacer ; la satisfaction d'avoir assouvi le

(1) Marcé, *Op. Cit.* Page 382.

besoin impérieux qui le poussait, l'emporte sur la crainte du châtiment.

Rien de nettement périodique dans les crises de folie impulsive; l'un ne subira l'influence de son état névropathique qu'une seule fois dans sa vie ; chez un autre, des phénomènes impulsifs fréquents feront de lui l'être le plus misérable qu'on puisse imaginer. Nous devons cependant signaler que chez la femme la folie impulsive revêt parfois la forme intermittente, lorsqu'elle est liée à la menstruation ou à la puerpéralité.

4° *Épilepsie larvée.* — Qu'elle appartienne à l'un ou à l'autre des deux états qu'on a distingués sous les noms de grand et de petit mal, la crise épileptique peut être accompagnée ou suivie d'hallucinations de divers sens, avec des accès de manie, dont le caractère principal est une fureur aveugle.

Ce délire n'a de commun, avec celui que nous étudions, que son caractère d'intermittence. La périodicité des paroxysmes constitue, en effet, un phénomène pathognomonique prédominant de l'épilepsie dont l'existence reconnaît pour éléments essentiels l'inconscience, les convulsions musculaires et une mentalité désordonnée. Aucun de ces trois symptômes étant isolé ne suffirait à constituer l'épilepsie, pas plus que la manifestation d'un acte insensé ne constitue la folie; mais, dans tous les cas, l'inconscience est si évidente et peut parfois tellement effacer les autres symptômes, qu'on peut la regarder comme le cachet de l'affection épileptique.

A côté des épileptiques qui ont des vertiges ou des

convulsions, il en est qui, n'offrent rien d'anormal en apparence tant au moral qu'au physique : ils agissent et se conduisent comme tout le monde. Tout-à-coup, et sans que rien ne soit venu troubler l'équilibre cérébral, on les voit se livrer à des actes de fureur inconcevables, assassiner, incendier. etc. etc. Remarquable par sa courte durée, la fureur de ces malheureux n'est pas même un délire au sens propre du mot, car dans le délire, le cerveau fonctionne, il y a des idées qui s'enchaînent avec plus ou moins de logique. Le malade, en effet, n'a aucune conscience de ce qu'il fait, de ce qui se passe autour de lui ; les actes auxquels il se livre sont instinctifs, non motivés, tout est automatique, il est poussé brutalement comme une masse inerte, il n'a pas d'idées, en un mot, le cerveau reste inactif. L'instinct de la destruction assouvi, tout rentre dans l'ordre, l'épileptique n'a conservé aucun souvenir de ce qui s'est passé : on le verra pleurer sur le sort de ses victimes, éteindre l'incendie qu'il aura allumé de ses propres mains.

Les mêmes scènes pourront se produire chez le même individu, avec la même inconscience. Tout au plus, pourra-t-il se souvenir que quelques heures, quelques instants avant le crime il a ressenti un violent mal de tête, des vertiges, des bourdonnements d'oreille ; les circonstances qui ont accompagné le crime ou le délire lui échappent complètement. Il semble qu'il n'a pas vécu pendant toute la durée de l'attaque, il lui manque une période dans son existence.

C'est en 1860, que Morel signala cette marche tout-
à-fait anormale de l'épilepsie, qui au lieu d'affecter
les centres moteurs et de se faire jour par une attaque
convulsive, peut aussi bien se porter sur les centres
psychiques et se traduire par une explosion de fureur
ou de manie. Il lui donna le nom d'épilepsie larvée.

L'absence complète de la mémoire, la nature
propre du délire, son invasion brusque et inattendue, sa durée toujours très limitée, ne permet-
tront pas de confondre l'épilepsie larvée avec le délire intermittent. On ne pourrait, du reste, s'en
laisser imposer longtemps, si on suit la marche de
l'épilepsie larvée, car, comme l'a dit Morel (1), après
plusieurs rechutes, après une série de phénomènes
d'alternance, de périodicité, on finit fréquemment
par assister à des crises formidables d'épilepsie.

(1) MOREL, op. cit., page 480.

CHAPITRE IV

Des considérations particulières auxquelles peuvent donner lieu les intermittences au point de vue médico-légal.

L'appréciation de la responsabilité des aliénés a pour point de départ l'article 64 du Code pénal, d'après lequel : « Il n'y a ni crime, ni délit lorsque le prévenu était en état de démence au temps de l'action, ou lorsqu'il a été contraint par une force à laquelle il n'a pu résister. » Il est admis que le mot démence s'applique à toutes les formes d'aliénation mentale. Quant à la force irrésistible dont parle le législateur, elle n'est pas seulement physique, matérielle, mais il a voulu désigner aussi une force morale qui subjugue la volonté.

Les délits ou les crimes ont été commis sous l'influence et à l'occasion du délire, le malade a obéi à un entraînement à une force à laquelle il n'a pu résister ;

ou bien, ils ont été accomplis pendant l'intermittence, c'est-à-dire, pendant l'intervalle lucide qui sépare un accès d'un autre. Dans le premier cas, il ne saurait y avoir de culpabilité et par conséquent de responsabilité, non que le libre arbitre ait complètement disparu, que la conscience du bien et du mal ait cessé d'exister, mais parce qu'il est impossible d'établir une ligne de démarcation entre la passion, le vice et le désordre cérébral. Aussi, ne saurions-nous admettre une responsabilité, même partielle, pour des individus qui sont momentanément sous une influence morbide, et dont tous les actes portent l'empreinte de la folie.

Pour le cas où le fait répréhensible, délit ou crime, a été perpétré au moment de l'intermittence du délire, c'est-à-dire, pendant que l'individu jouit de l'intégrité de ses facultés intellectuelles, il y a lieu d'en faire une étude spéciale au point de vue médico-légal.

Les différentes théories émises sur la responsabilité des aliénés (1) peuvent se résumer en quelques mots :

1° Irresponsabilité complète dans la plupart des cas, état d'aliénation au moment de l'action ; responsabilité partielle ou atténuée dans des circonstances déterminées.

2° La théorie soutenue par M. Falret qui conclut à l'irresponsabilité dans tous les cas. « Renoncer, dit-il à considérer l'irresponsabilité absolue comme liée

____

(1) *Congrès international de médecine mentale.* Paris 1878.

nécessairement à l'état de folie, c'est ouvrir la porte
à toutes les discussions possibles, c'est livrer la solu-
tion du problème médico-légal au hasard et à l'arbi-
traire des appréciations individuelles, variables selon
les moments et les circonstances. »

Assurément, les cas d'irresponsabilité absolue sont
les plus fréquents ; mais, ils ne sauraient être regardés
comme une règle générale sans exception : bien qu'il
n'existe pas de critérium, il est indispensable de se
rendre un compte exact de l'état de toutes les facultés,
et de l'influence qu'elles ont pu exercer dans la détermination de l'acte incriminé. La théorie de la responsabilité partielle peut être et a été soutenue pour les
aliénés intermittents, dont nous nous occupons tout
spécialement, mais celle qui conclut à l'irresponsabilité peut également être assise sur des bases solides.
C'est à cette dernière que nous nous arrêterons.

M. Legrand du Saulle (1) partisan de la responsabilité partielle, reconnait toutes les difficultés du pro-
blême.

« Le point de psychologie judiciaire le plus difficile à résoudre, dit-il, celui qui laisse si souvent dans
le vague et l'obscurité, consiste dans la question de
savoir si le crime commis pendant l'intervalle lucide
ou la période suspensive de la folie périodique doit
être mis sur le compte de la propension maladive,
ou bien s'il a été déterminé par les suggestions
d'une conscience indépendante. »

Hale (2), grand justicier de l'Angleterre, a posé à

(1) *Legrand du Saulle — La folie devant les tribunaux* — page 116.
(2) *Histoire des plaidoyers de la couronne* T. I. Page 30.

ce sujet une terrible règle de conduite. D'après lui, tout individu jouissant d'autant de connaissance et de jugement qu'un enfant de 14 ans est en état d'être déclaré coupable de trahison et de félonie, absolument comme celui qui, ayant un accès de folie par jour, commettrait un crime dans les intervalles lucides de la journée.

En face de cette sentence si manifestement empreinte d'exagération, nous mettrons l'opinion contradictoire de MM. Chauveau Adolphe, et Faustin Hélie (1) « Ne peut-on présumer, disent-ils, que l'état fréquent d'aliénation a pu exercer quelque influence sur la détermination de l'agent, alors même qu'aucun signe ne la décèle ? Quel juge oserait affirmer que cette intelligence, tout à l'heure éteinte, a repris subitement toutes ses clartés ? Enfin faudra-t-il attendre pour le jugement un autre intervalle lucide ? La folie ne pourra-t-elle pas survenir au milieu de l'instruction, et avant que la justice ait achevé son cours ? »

Le délire intermittent, nous l'avons vu, est le plus souvent héréditaire, incurable : bien qu'il existe dans sa marche des intermittences pendant lesquelles la raison paraît et est réellement intacte, il est utile d'être très circonspect et d'admettre tout au moins en principe l'irresponsabilité.

L'intervalle lucide, cette lumière, ce beau jour qui sépare deux nuits, n'est pas toujours ici sans nuage et sans menaces d'orage ? sans doute le malade

(1) *Théorie du Code pénal.*

recouvre après l'accès l'intégrité de ses facultés intellectuelles, mais qu'étaient-elles avant la crise ? L'entendement, la sensibilité, la volonté ne présentent-ils pas ici quelque chose d'anormal, d'insolite ? Que voyons-nous chez ces malades à l'état de santé ? Une irritabilité qui les met le plus souvent dans l'impossibilité de vivre dans le monde ; une timidité qui les rend ridicules, une jalousie excessive, des convoitises, des désirs immodérés, parfois de l'apathie et une indifférence pour tout, qui se traduisent par la paresse et le dégoût de la vie. « Il est facile de voir, dit Billod (1), que chez eux la raison proprement dite ne paraît tenir qu'à très peu de chose. C'est bien le *roseau pensant de Pascal*. L'intégrité momentanée, de la volonté leur permet de lutter momentanément contre les entraînements du mal, jusqu'à ce qu'ils succombent dans cette lutte inégale. »

Comme les dégénérés dont ils se rapprochent par plusieurs côtés, les malades atteints de délire intermittent subissent une sorte d'entraînement instinctif dont ils ne se rendent pas un compte exact qui leur enlève toute énergie pour lutter contre les passions ; toute initiative pour se mettre dans la bonne voie une fois qu'ils s'en sont écartés.

C'est surtout, pour cette catégorie de malades que semblent écrites ces lignes de Montaigne : « De quoi se faist la plus substile folie ? Que de la plus substile sagesse. Des rares et vives agitations de l'âme naissent les plus excellentes manies et les plus détra-

(1) BILLOD. *op. cit.* Tom. 1 Page 418.

quées. Il n'y a qu'un demi-tour de cheville à passer de l'une à l'autre. »

En condamnant ces malades, ne craindra-t-on pas que le temps pendant lequel ils devront subir leur peine comme criminels, ne soit celui de leur crise ? Que deviendra dans ces conditions le regret de l'acte accompli ?

Est-ce à dire pour cela, que la Société doive rester désarmée en présence d'un malade atteint de délire intermittent ? Le délire, avons-nous dit, se présente chez le même individu avec des caractères presque toujours identiques, de telle sorte que, connaissant les manifestations du premier accès, on pourra pronostiquer presque à coup sûr ce qu'elles seront dans le second, le début de la crise, sa marche, sa terminaison.

Les mesures à prendre seront variables, suivant que le délire se [bornera à des actes qui ne compromettent ni la sécurité publique, ni l'intérêt propre du malade ; ou bien, qu'il entraînera avec lui des idées d'homicide, de suicide ou d'incendie etc., etc.

Dans le premier cas, il semble juste de faire profiter le malade de l'intermittence, tout comme on fait profiter les autres malades d'une rémittence ou d'une rémission. Dans le second, on devra agir comme pour les aliénés criminels et les considérer toujours comme menacés d'une rechute inévitable ; les accidents de la veille devant se renouveler le lendemain. Cette manière de procéder à l'égard des malades atteints de délire intermittent n'est pas nouvelle ; nous la trouvons indiquée par Aubanel, dans son compte-rendu médical de 1850 : « Si les accès sont éloignés ; si un an, deux ans ou plusieurs années marquent la durée des intervalles lucides, le médecin ne doit pas hésiter à faire sortir le malade après chaque retour à la raison ; car, le maintenir indéfiniment en séquestration serait augmenter les charges du département sans aucune nécessité, et enlever à l'individu la satisfaction de vivre pendant un certain temps dans sa famille, au sein de la société. »

Le médecin doit se conduire autrement à l'égard de l'aliéné chez lequel la folie intermittente revient régulièrement après quinze jours, après un ou plusieurs mois au plus : Il peut essayer quelquefois de faire sortir le malade ; mais, lorsque plusieurs épreuves ont été tentées, lorsque l'expérience a prouvé que le délire se reproduirait très vite et nécessiterait avant peu une nouvelle admission, il ne doit plus autoriser la sortie. Il doit considérer l'individu comme perdu pour la société, et le garder à tout jamais dans l'établissement, si l'affection conserve toujours le même caractère, comme c'est la règle pour le délire intermittent.

CONCLUSIONS

Les conclusions de notre travail ne sauraient différer de l'exposé fait au début, de l'objet de chacun des chapitres.

Il existe, dans les asiles, toute une catégorie de malades présentant des phénomènes morbides distincts et bien caractérisés : Ne doit-on pas regarder l'affection dont ils sont atteints comme une forme particulière d'aliénation ?

9834 Imp. WALTENER ET Cⁱᵉ, rue Belle-Cordière, 14. — Lyon.

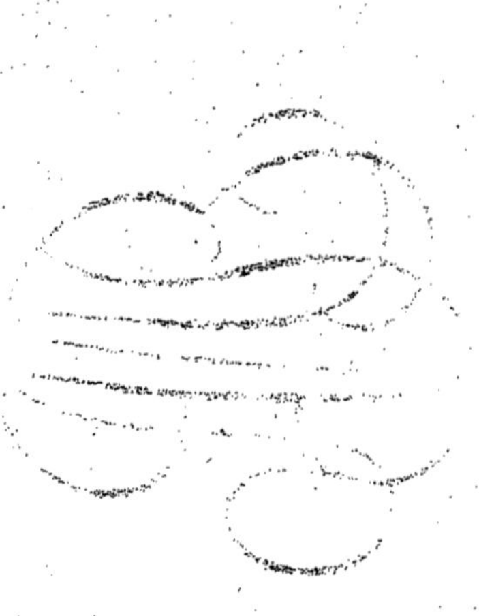

9 782019 252151